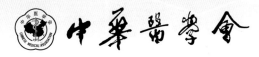

儿科学分会会史

中华医学会　编著

编者　申昆玲　黄国英　黄　瑛　向　莉

人民卫生出版社

图书在版编目（CIP）数据

中华医学会儿科学分会会史 / 中华医学会编著 . —北京：
人民卫生出版社，2017

ISBN 978-7-117-21258-8

I. ①中⋯ II. ①中⋯ III. ①中华医学会 – 儿科学 – 史料
IV. ①R72–262

中国版本图书馆 CIP 数据核字（2017）第 182414 号

| 人卫智网 | www.ipmph.com | 医学教育、学术、考试、健康，购书智慧智能综合服务平台 |
| 人卫官网 | www.pmph.com | 人卫官方资讯发布平台 |

中华医学会儿科学分会会史

编　　著：中华医学会
出版发行：人民卫生出版社（中继线 010-59780011）
地　　址：北京市朝阳区潘家园南里 19 号
邮　　编：100021
E - mail：pmph @ pmph.com
购书热线：010-59787592　010-59787584　010-65264830
印　　刷：三河市潮河印业有限公司
经　　销：新华书店
开　　本：889×1194　1/32　印张：2.5
字　　数：46 千字
版　　次：2017 年 9 月第 1 版　2017 年 9 月第 1 版第 1 次印刷
标准书号：ISBN 978-7-117-21258-8/R · 21259
定　　价：25.00 元

打击盗版举报电话：010-59787491　E-mail：WQ @ pmph.com
（凡属印装质量问题请与本社市场营销中心联系退换）

前　言

　　中华医学会儿科学分会于 1937 年成立,至今已经历了 80 年的发展历程。作为中国儿科工作者的学术组织,分会始终团结全国各地儿科工作者,注重青年儿科医生的成长,关注基层和西部,持续开展儿科继续医学教育和基层儿科医学教育,并依托学术刊物《中华儿科杂志》,发表高水平的研究成果和疾病诊疗指南,不断提升我国儿科医学的整体水平。同时,分会不断拓展国际交流与合作,积极搭建重要的国内外学术交流平台,扩大我国儿科医学的影响。分会致力于推动儿童保健和预防工作的发展,重视儿科疾病的诊治、预防和康复水平的提高,推动儿科各专业学组和亚专科的成立与发展,为推动我们儿科医疗卫生事业的改革、发展做出了应有的贡献。

　　《中华医学会儿科学分会会史》一书整理完善了儿科学分会 80 年成立和发展之史料记载,记录了自分会成立至第十六届委员会以来共二十一次学术大会的精要,迈入国际儿科学术交流的重要发展历程,深入开展基层儿科教育的各项医学服务以及学术刊物《中华儿科杂志》的创办发展，并记载了我国儿科医学发展历史中杰出人物的光辉业绩。本书的编辑，尽可能查找历史记载，访谈了江载芳教授等资深专家，尽可能客观、全面地反映中华医学会儿科学分会发展的历史，对于了解我国儿科医学80年发展的光辉历程具有重要参考价值。由于历史跨度较大，有些资料收集可能不全，甚至可能存在不当或错误，欢迎发送邮件至邮箱 renweifuer@pmph.com，或扫描封底二维码，关注"人卫儿科"，对我们的工作予以批评指正，以期再版修订时进一步完善，更好地为大家服务。

2017年9月

目　　录

一、学 会 简 介

中华医学会儿科学分会于 1937 年成立,一直致力于儿童保健和预防工作,重视儿科常见病的防治和医疗水平的提高,团结各地儿科工作者,在新中国成立前和新中国成立初期为减少和消灭我国儿童严重营养缺乏病和传染病做出了积极的贡献。新中国成立后,儿科学分会与政府部门积极配合,在儿科杂志和各类学术活动中贯彻执行党和政府的卫生工作方针政策,按照百花齐放、百家争鸣的发展思路,认真执行中医与西医相结合、理论与实践相结合,普及与提高相结合等方针,使学会在儿童保健中起到日益重要的作用,有力推动了我国儿科学术水平的提高。至二十世纪六十年代,儿科学分会作为中华医学会专科学会之一发展日趋完善、成熟。到二十世纪七十年代中期,在国家的重视与支持下,凭借我国儿科事业自身发展条件,我国儿科学分会加入了国际儿科学会,为广泛开展的国际学术交流打下基础。在八十年代改革开放以后,儿科学分会积极开展与世界各国儿科界的交流与往来,先后举办国际及双边学术研讨会多次,使我国的学术水平达到了新的高度,促进了我国儿科医、教、研、防各方面的工作,也为国际性的合作研究和儿科工作者的培训与提高打开了局面。目前,我国儿科学分会已有 14 个专业学组,包括新生儿、心血管、肾脏、血液、神经、遗传代谢内分泌、免疫、感染、消化、急救、呼吸、儿童保健、临床药理和发育行为儿科。全国各省、市、自治区都有儿科学分会。全国儿科大会从最初每 4 年召开一次,到现在每年召开一次;自 1937 年创办第一次学术大会至今,已经成功举办了二十一届。各专业学组每 2 年召开一次全国专业学术会议。儿科学分会学术刊物《中华儿科杂志》质量不断得到提高。儿科学分会先后获得中华医学会先进专科分会、宋庆龄医学奖优秀组织奖、优秀医学科普单位、亚洲杰出儿科医师奖等殊荣。中华医学会儿科学分会作为中国儿科工作者的学术组织,充分发扬民主作风,营造团结氛围,紧紧依靠专家,充分发挥分会学术团体的优势,为推动我们儿科医学科技的进步和卫生事业的改革、发展做出了重要的贡献。

二、国内学术交流

（一）历届全国儿科学术大会（1~21届）

第一次学术大会　1936年10月，我国现代儿科医学的先驱者祝慎之、富文寿、诸福棠、高镜朗等医师发起筹备成立中华儿科学分会。1937年4月4日，中华医学会于上海召开第十二届大会时，正式成立儿科学分会，会上选举产生了第一届执行委员会：会长祝慎之，副会长徐乃礼，秘书富文寿，会计高镜朗，编辑诸福棠。在学会主持下，由诸福棠主编了《实用儿科学》，于1943年初发行。本书内容丰富，大量引用国内临床资料，对提高我国儿科学术水平发挥了重要的作用（1936~1946年间先后为《中华医学杂志》编辑中文和英文儿科专号各两次）。1942年上海儿科学分会成立，以后定期举行学术活动。

第二次学术大会　1947年5月6日，在南京召开第二次学术大会，推选陈翠贞等会员参加1947年在美国召开的第五届国际儿科学术会议，选举产生了第二届执行委员会：会长富文寿，副会长高永恩，秘书苏组斐，会计陈琦，编辑陈翠贞。会后，大会积极筹备出版《中华儿科杂志》，并于1950年正式出版，由陈翠贞首任主编。

第三次学术大会　1950年8月23日至27日，在北京召开了第三次学术大会，参会儿科医师约80人。会长富文寿详细说明了推进婴儿保健工作的建议和工作思路。会议选举了理事15人，候补理事5人，其中常务理事7人，包括理事长诸福棠，副理事长陈翠贞，会计秦振庭，秘书周华康。会议还组织了儿童保健委员会，杂志编辑委员会和研究委员会。在第二至第三届大会期间，南京、沈阳、成都、兰州和北京先后成立了分会。上海会员富文寿、宋名通、苏祖斐等带领其他上海会员亲赴长春救护伤病儿童，并组织短期培训班。

第四次学术大会　1952年12月14日在北京举行，参会者107人，重点是学习前苏联的先进医学。会议选出第四届全国委员会委员15人，候补委员5人，其中常务委员7人，包括主任委员诸福棠，副主任委员秦振庭、苏组斐，秘书吴瑞萍，会计周华康。1953年，《中华儿科杂志》编辑部从上海迁址北京，由邓金鋆任总编辑。在第三届至第四届大会期间，会员由141人增至412人，分会由6个增至13个。在两年多的时间内，学会发动会员响应政府号召，积极参加各项运动，如抗美援朝、土地改革、爱国卫生、反细菌战、深入农村等，组织编写、翻译、审查各种儿科书籍，并在《中华儿科杂志》编了儿童保健专号,提倡积极开展儿童保健工作。1953年是十年建设的开始,《共同纲领》48条提出"保护母亲,婴儿和儿童健康",儿科学分会强调今后工作应着重密切联系群众,努力培养干部,做好文化交流,为经济建设和国防建设服务。

第五次学术大会 1956年7月29日,在北京召开第五次大会。本次大会响应政府号召,除继续努力学习前苏联外(如重视保健工作、整体疗法、医疗保护制等),还强调西医学习中医。会议选出第五届全国委员会委员25人,其中常委12人,包括主任委员诸福棠,副主任委员苏祖斐、秦振庭、钟世藩,秘书吴瑞萍。自第四届至第五届大会期间,会员由412人增至948人,分会由13个增至26个。

第六次学术大会 1964年6月23日至30日,在北京举行第六次大会。参会代表来自全国各省、市、自治区,包括西藏在内,共250人。阿尔巴尼亚和越南民主共和国的儿科专家应邀参会,大会共收到论文697篇。除大会报告论文外,还分儿童保健、消化道疾病、呼吸道疾病、心肾血液疾病、小儿外科疾病和中医六个小组进行讨论。这是一次承前启后的全国性儿科学术会议,本次大会具有以下特点:①这次会议是儿科单独召开,而不是与中华医学会大会同时召开,标志着儿科学分会作为学术团体,已经壮大成熟;②各省市自治区儿科学分会都分配一定名额的代表参加,较充分地代表了全国儿科工作者;③第一次邀请国外儿科工作者参加;④第一次编辑出版论文摘要汇编;⑤第一次分小组交流,重点讨论各组多发病的诊断及防治。

第七次学术大会 1978年10月7日至15日,时隔14年后,在桂林召开了第七次大会。这是粉碎"四人帮"以来,全国儿科学术界的首次盛会,是一次向儿科医学现代化进军的动员大会,收到论文1281篇,代表250人,列席代表300余人。会议分保健新生儿组、呼吸结核组、传染消化组、心肾组、血液神经内分泌组和小儿外科六个小组,中医代表轮流到各组参加讨论。"文革"期间,广大儿科工作者坚持工作,婴儿死亡率在大城市已降至10%~20%,在医疗条件较好的近郊及农村,则降至30%左右。第七届大会迎来了我国儿科学的春天,向全国儿科工作者指明了努力方向:①普遍提高儿科诊疗和护理工作质量;②进一步做好城乡儿童保健工作;③加强中西医结合工作;④大力开展科研,重视基础理论;⑤加速培养儿科医务工作者,迅速建立一支庞大的又红又专的儿科专业队伍。

第八次学术大会 1981年8月21日至27日,在大连召开了第八次学术大会。代表260人,列席代表100余人,以国分义行教授为团长的五位日本学者应邀参会。共收到论文1440篇,大会报告43篇,论文水平较上届明显提高。反映出三个特点:①搞好省际或全国范围的大协作,有计划地开展大规模的科学研究工作;②重视基础理论、实验研究与临床工作的结合;③在老专家的指导和培养下,年轻工作者走上讲台。会议分儿童保健、新生儿、传染消化免疫、呼吸、心血管、肾脏、血液、神经内分泌遗传代谢8个小组讨论，小儿外科组单独组织学术活动。会议选举了儿科学分会第八届委员会委员61人，包括名誉主任委员诸福棠，主任委员吴瑞萍，副主任委员周华康、刘湘云、秦振庭，秘书周华康、张梓荆、江载芳。同时推选周华康为《中华儿科杂志》总编辑。为了贯彻中央书记处关于"全党全社会都要重视少年儿童健康成长"的号召，会议代表们发出了倡议书。

第九次学术大会　1985年10月19日至24日，在武汉召开了第九次学术大会。代表250人，列席代表200余人。以国分义行为团长的三位日本教授和美国的罗森教授应邀参会。香港特别行政区儿科学分会会长陈作耘、副会长刘森坪、秘书高耀森等医师组团参会。共收到论文1800余篇，大会报告53篇。会议选举了儿科学分会第九届委员会委员45人，包括名誉主任委员吴瑞萍，主任委员周华康，副主任委员刘湘云、江载芳，秘书江载芳、张梓荆。同时推选周华康教授为《中华儿科杂志》总编辑。在本届会议上，正式成立10个专业学组：儿童保健学组（组长薛沁冰）、新生儿学组（组长金汉珍）、传染消化学组（组长段恕诚）、呼吸学组（组长张梓荆）、心血管学组（组长刘薇廷）、肾脏学组（组长王宝琳）、血液学组（组长廖清奎）、神经学组（组长左启华）、内分泌遗传代谢学组（组长颜纯）和临床免疫学组（组长袁承文）。会议强调必须认真贯彻邓小平同志在全国党代会中强调的"思想文化教育卫生部门都要以社会效益为一切活动的唯一准则"这一精神,并提出:①所有儿科临床医生都应重视儿童保健,注意预防为主,防治结合;②儿科医生不仅要不断提高技术水平,还要努力改进工作作风,做到全心全意为人民服务;③学会应该与卫生行政领导部门密切合作,把学术活动和卫生工作重点结合,充分发挥学会"知识密集,人才荟萃"的优势,积极提出建议,协助开展工作;④学术会议要有计划、有目的,配合卫生工作的中心任务,围绕专业的重点,着重解决医疗保健实践中存在的主要问题;⑤学会和杂志工作应该与保健、预防、医疗、教育、科研工作有机结合,互相促进,互相提高,为社会主义建设服务。

第十次学术大会 1989 年 10 月在湖南长沙举行,出席代表 511 名。日本国分义行教授代表日本小儿科学会会长大国真彦宣读了贺信。大会收到论文 2247 篇,大会交流 47 篇。会议选举了儿科学分会第十届委员会委员 46 名,名誉主任委员周华康,主任委员江载芳,副主任委员齐家仪、吴希如、赵祥文,聘任陈育智、何晓琥为秘书。会议推选江载芳为《中华儿科杂志》总编辑。本届委员会下设两个工作委员会:国际交流委员会(负责人江载芳、齐家仪、宁寿葆等)和继续教育委员会(负责人吴希如、赵祥文、洪文澜等)。

第十一次学术大会 1993 年 10 月在北京举行,来自全国30个省市自治区和香港特别行政区的儿科工作者503人出席了会议。日本小儿科学会主席鸭下重彦教授和寺道由晃教授应邀出席了会议。会议收到了论文1800余篇,大会交流48篇。不少论文达到国际同类课题的先进水平。会议选举了儿科学分会第十一届委员会委员46名,主任委员江载芳,副主任委员宁寿葆、吴希如、赵祥文,聘任何晓琥、照日格图为秘书。同时推选江载芳为《中华儿科杂志》总编辑。学会常委会对本届委员会的工作做出以下设想和建议:①继续加强各学组的组织领导,提高学术会议质量;将小儿急救专业从传染、消化、急救学组中分出,单独成立学组;提高医、防、教、研工作水平,为完成儿童发展纲要中提出的1995年和2000年的目标而共同努力;②加强继续教育及国际交流工作,争取更多地参加并在国内主办国际学术会议;③在适当时机召开第二届全国儿科中青年学术会议;④进一步办好《中华儿科杂志》。

第十二次学术大会 1997年11月4日至8日,在江苏无锡市举行,参会代表共738人。会议特邀的贵宾中来自中国台湾省1人,香港特别行政区15人,日本3人。大会采纳论文896篇,大会发言61篇,小会发言331篇。大会对我国儿科主要奠基人之一的诸福棠教授表示深切地怀念和哀思。会议选举了儿科学分会第十二届委员会委员46名,主任委员吴希如、副主任委员宁寿葆、何晓琥、杨锡强。聘任杜军保为秘书。同时推选吴希如为《中华儿科杂志》

总编辑。宁寿葆副主委负责国际交流工作、何晓琥副主委主抓第23届国际儿科大会的申办工作、杨锡强副主委主管继续教育工作。这次大会是二十世纪最后一次儿科界的盛会,使我们对我国儿科事业在世纪之交迎头赶上世界先进水平,跻身医学前沿,持续稳步发展的光辉前景充满信心。

第十三次学术大会 2001年第二十三届国际儿科大会暨第二届国际护理大会在北京举行,故延后了全国儿科大会的召开。2003年10月15日至20日,经历了SARS的考验后,第十三次儿科学术大会在湖北省武汉市举行。这是一次空前盛大的大会,参会论文共1500篇,参会代表843人,是历届参会人数最多的一次。除西藏自治区外,全国29省市都有代表参加。大会还邀请了来自日本、美国和香港特别行政区的专家作了专题报告。大会论文质量明显提高,一些论文涉及多中心、大样本的群体研究,另一些论文体现了儿科学发展的前沿水平,以及高新技术临床应用的新成果。大会评选了优秀论文72篇,也是历届儿科大会的首例。一大批青年儿科工作者走上儿科大会的讲台,儿科护理人员也踊跃参会。第十三届儿科委员会于2002年7月进行了换届选举,选举了委员45名:主任委员何晓琥、副主任委员杨锡强、桂永浩、秦炯,聘任申昆玲、滕庆、李彩凤为秘书。

第十四次学术大会 2006年10月,第十四次全国儿科学术大会在广西壮族自治区南宁市举行。大会主题为

"关注儿童健康,构建和谐环境"。大会就流感和禽流感传播的途径、发病机制、免疫应答、儿童肥胖、侵袭性真菌感染;应用疫苗来预防人类目前尚无法治疗的疾病;睡眠医学等内容进行了深入的交流。中华医学会第十三届儿科学分会主任委员何晓琥教授对近年来我国儿科领域各学科的进展进行了具体而全面的总结。2006年选举产生儿科学分会第十四届委员会名单,桂永浩教授为主任委员,申昆玲、毛萌、秦炯和赵正言为副主任委员,李廷玉任秘书长。

第十五次学术大会 2010年9月23日至27日,在四川省成都市召开,此次大会在"关注儿童健康,携手迈向未来"的主题下开展学术活动,选题内容契合儿科学发展的脉络,设"教育中的医学问题"、"儿科感染性疾病和疫苗"、"解密先心病的发病机制"、"发育与损伤"、"甲流大流行"、"溶酶体贮积症的诊断和治疗"六个全会主题讲演和五个专题学术讨论会。大会采取电子信息网上投稿系统,共收到稿件1788篇,全国1500多位儿科学界的专家和学者参加了本次会议。2009年10月在上海召开儿科学分会换届改选会议,产生第十五届委员会名单,桂永浩任主任委员,申昆玲当选候任主任委员,毛萌、秦炯、赵正言任副主任委员,李廷玉任秘书长。

第十六次学术大会 2011年9月24日至27日,在云南省昆明市召开,邀请来自日本儿科学会主席以及国内儿科学界专家代表进行大会主旨报告,开设了9个专业学组热点问题专场讨论,设立青年论坛专场,进行疑难病例讨论分析与辩论学术交流会议。大会共收到稿件 2138 篇,其中共 335 篇论文选为口头发言。包括护理在内的 13 篇论文被评选为优秀论文。实际参会代表 1600 名。本次学术交流会议重点关注循证医学、临床指南、临床路径和临床研究,注重不同学科间互相交流和协作。

第十七次学术大会　2012 年 9 月 13 日至 16 日,第十七次全国儿科学术大会在河南省郑州市举行,副省长王铁出席会议。来自全国各地的儿科专家学者 1800 余人参加了大会,300 余人大会交流发言。全国儿科学术大会从过去的四年一次到现在的一年一次,显示了国内儿科学的蓬勃发展,对儿科学的学术研究起到非常积极的推进作用。大会以促进交流与协作,展示新成果、新成就、推动儿科学全面发展为目的。除学术交流外,还就"细菌性脑膜炎抗生素治疗:是否必须达到脑脊液检查正常?"进行了一场辩论赛,辩论双方引经据典,观点阐述明确,使与会者也沉浸在其中,结合自己的临床经验,进行了认真地思索。

第十八次学术大会　2013 年 9 月 12 日至 15 日在湖南省长沙市召开中华医学会第十八次全国儿科学术大会。由国内外知名儿科专家就儿科领域的最新研究热点、前沿问题做专题报告;各专业就热点问题做深度讨论;并举行优秀论文评选活动。2012 年 12 月,中华医学会儿科学分会在哈尔滨召开换届改选会议,产生第十六届委员会全体委员 72 名,常务委员 24 名,主任委员为申昆玲,候任主任委员赵正言,副主任委员为李廷玉、王天有、孙锟和罗小平,黄国英任秘书长。

第十九次学术大会 2014 年 9 月 11 日至 14 日在重庆市召开了中华医学会第十九次全国儿科学术大会。会议要求各专业学组设立分论坛,参会代表规模空前,有 3500 余名代表出席大会。会议在进行大会的主旨报告的同时设置分会场,组织参会的全体儿科医师进行经验交流与学术研讨;还举办了儿科分会所属 14 个专业学组、青年委员及儿童护理的专题论坛,介绍了全国著名专家对儿科各领域新理论、新技术等内容,使儿科医师对当前儿科学科发展有更多的了解和提高。本次会议亦对港澳台地区的儿科医务工作者开放,由医学会学术会务部与港澳台地区的儿科学会进行了合作。

第二十次学术大会 2015 年 9 月 23 日至 26 日,中华医学会第二十次全国儿科学术大会在厦门市召开,来自国内外的儿科专家学者 7097 人参加了会议。参会规模、注册人数、论文投稿数量均创历史新高。本届大会在往届会议的基础上,立足临床、服务基层、力求创新,更加注重国际交流、临床研究、精准医学、基层培训以及青年医师的培养,进一步全面推动了我国儿科事业的蓬勃发展。

本次大会在儿科学各专业学组包括呼吸、心血管、神经、血液、肾脏、消化、感染、遗传代谢内分泌、免疫、血液、急救、新生儿、儿童保健、临床药理以及护理对学科的前沿进展、诊疗规范指南、适宜技术进行全方位导引,组织包括专家讲座、热点讨论、学术论文汇报和壁报、疑难病例讨论、论文评奖等多样化的形式丰富学者间深入学术交流。本次中华医学会儿科学分会首度与国际儿科学会联合举办专场,中美儿科医学专家共同就世界儿童发展现状进行热烈讨论。本次大会第三次与美国儿科学会合作,设美国儿科学会分睡眠疾病和过敏专题交流的会场,为儿科学的国际间交流引入新的模式,成为本次学术盛宴新亮点。

第二十一次学术大会 2016 年 10 月 20 日至 23 日,中华医学会第二十一次全国儿科学术大会在广东省珠海市召开。本次会议注册人数达 6000 余人,参会人数达 8000 余人,共设立了 16 个分会场,进行了 60 余场会议,投稿总数 6101 篇,均创下历史新高。来自国内外知名的儿科专家就儿科领域的最新研究热点、前沿问题进行专题报告,对各专业的焦点问题进行了深度讨论。同时还有大会发言,壁报交流等各种交流形式,并组织优秀论文评选等活动,极大地丰富了学术交流活动形式,促进了我国儿科医学学科的繁荣发展,推动了儿科医学进步与创新。赵正言主任委员在此次大会宣布了在原有 14 个学组的基础上,新增 13 个学组,分别是皮肤、耳鼻喉、放射、罕见病、康复、眼科、全科、灾害、口腔、护理、超声学组,更进一步加强了儿科学各专业的沟通与交流,推动了我国儿科学的繁荣与发展。

（二）中青年学术大会

1990、1995、2000 年儿科学分会组织了三届全国中青年学术交流会。学术交流论文的质量逐届提高。不少获奖论文的研究工作将临床和基础密切结合，既有群体、整体的研究，也有较深入的细胞与分子水平的研究，有些已达到国内或国际水平。评委们根据论文的先进性、科学性、实用性和表达水平等方面，将论文分临床和基础研究两部分，评出了一、二、三等奖。通过论文不难看出，我国新一代儿科医生中青年儿科工作者正在茁壮成长、脱颖而出。曾获奖的中青年医生目前都已成为儿科学界各领域的学术骨干。

2007 年成立第一届儿科学分会青年委员会，时任儿科学分会主任委员桂永浩教授兼任主任委员，复旦大学附属儿科医院黄国英教授、华中科技大学同济医学院附属同济医院罗小平教授、北京大学第一医院姜玉武教授和四川大学华西第二医院母得志教授 4 人为青年委员会的副主任委员。

2008 年 7 月 17 日至 20 日，儿科学分会在山东济南成功举办了中华医学会第五届全国儿科中青年学术大会。此次大会首次试用医学会网站网上征文系统，收到稿件 903 篇，实际到会人数 520 人。此次会议内容覆盖儿科领域的相关实验研究及相关临床研究，鼓励多中心联合的前瞻性对照研究，大样本临床流行病学研究的大会报告。儿科中青年精英们在其中发挥了重要的作用。

2010年12月18日，第十五届全国儿科学分会青年委员会第一次会议在上海召开，时任主任委员桂永浩教授主持本次会议，并通过民主方式选举出姜玉武、王艺、何庆南、赵晓东四位教授为本届青年委员会副主任委员，刘瀚旻教授为青委会秘书长。青委会举办全国儿科中青年医师科研设计与论文写作培训，受到了一大批中青年医师的欢迎。

2013年7月成立第十六届中华医学会儿科学分会第三届青年委员会。通过民主方式选举出申昆玲教授为本届青年委员会主任委员，刘瀚旻、许志飞、邹朝春、赵晓东为副主任委员，张爱华为秘书。在2013年、2014年的全国儿科大会上，青委以病例讨论的形式举办青年委员会专场。此外，青委会在儿科年会的英文论文报告演讲比赛中也参与了大量工作。同时搭建微信、QQ群等即时信息交流平台，为增进友谊、提高学术水平和诊疗技术起到了积极作用。

在中华医学会儿科分会的统一领导下，本届青年委员会开展了一系列有意义的学术帮扶活动。2014年城际间学术会议在云南省昆明市召开，10余名青委参加本次学术活动并授课。在城际间学术会议后，云南省青年委员付红敏教授精心组织了10余名青委远赴云南省曲靖市妇幼保健院开展了"青委西部行活动"。此次活动开展了数个讲座，带去了十分实用的儿科诊疗技术，为提高当地儿科诊疗水平起到了一定的促进作用。2014 年 7 月,在内蒙古前任青委——内蒙古自治区人民医院朱华主任和现任青委白玉新主任的精心安排下,青委举行了 2014 第二次西部行活动。所有青委副主委和秘书长一行 7 人参加了本次活动。本次西部行活动采用了讲座、义诊等丰富多彩的形式,在呼吸、心血管、免疫、内分泌、感染、危重症等领域进行了高效的交流。

在学会的统一领导和指挥下,青年委员会组织全体青委完成了儿科感染红皮书的翻译工作。该书在 2015 年 9 月出版。另外,青委们参与编写,国家卫生计生委策划、人民卫生出版社出版的《权威专家解读科学就医系列——儿童就医指南》已于 2015 年 3 月出版。

(三)城际间学术交流

为促进中国儿科学界的学术交流,提高儿科医生的学术水平,儿科学分会积极举办城际间儿科学术交流会,组织国内各地区在儿科学术研究上有代表性的老、中、青年学术带头人,在各城市之间进行深入浅出的巡回演讲。通过讲座、沙龙、联合会诊等多种形式给广大儿科医生提供一个汲取新知识、拓展新视野的良好平台。不同地域、不同研究领域之间的学科交流,也使广大基层临床医生更多地了解当今儿科学科的发展和动向。每年一次的城际间儿科学术交流会已经成为学会的一个特色继续教育项目。

2007 年 9 月,第九届城际间儿科学术交流会暨中华儿科继续教育学习班在四川成都青城山举办,受到了当地医务工作者的一致好评。

2009 年 4 月第十一届城际间儿科学术交流会在福建福州举办。

2010 年 7 月,第十二届城际间儿科学术研讨会在江西省南昌举行。本次大会邀请了国内知名专家对基层儿科常见疾病的诊治进展进行了主题报告。时任主任委员桂永浩教授作了题为"再谈川崎病的循证医学实践"的讲座。赵正言教授、申昆玲教授、陈洁教授和陈强教授分别作了主题为"威廉斯综合征、脆性 X 综合征、22q11 缺失综合征研究进展"、"儿童阻塞性睡眠呼吸暂停 / 低通气综合征"、"腹泻病临床管理新进展"、"儿童社区获得性肺炎及难治性肺炎"等讲座。江西省内的 150 余名儿科医生参加了本次研讨会。专家们的讲座内容大家都纷纷表示讲座重点突出,切合基层实际,学习收获很大。

2011 年第十三届城际间儿科学术研讨会在吉林长春举行。儿科学分会全体委员均参与了此次会议。讲座重点突出,切合基层实际。

随着城际间学术交流活动的不断拓展和提升,目前已在全国形成了"珠三角地区"、"长三角地区"、"中南六省市地区"和"环渤海地区"四大板块的儿科学术活动群。着力推动"循证医学、转化医学、医学人文和医学伦理"三个重大议题的讨论和实施,启动了临床科研专项基金项目,并对加强专科会员和专家会员的建设方面和科普教育方面提出了建设性的意见。近年来,儿科学分会各学组间相互交叉活动增强,国际化趋势发展很快,也采取了一些新的工作形式,如网络化授课与交流等。儿科各学组与成人学科的相互联系、合作共建不断加强。

(四)与香港特别行政区、中国台湾省、澳门特别行政区儿科学术交流

儿科学分会十分重视与香港特别行政区、中国台湾省、澳门特别行政区儿科学术交流工作。在两岸儿科专家的共同努力下,1998 年 12 月、2001 年 4 月分别在上海市和台南市召开了两届海峡两岸儿科医学研讨会。两岸的儿科专家欢聚一堂,充分交流、讨论两岸儿科学,特别是在血液、遗传、呼吸、感染、心血管及新生儿专业所取得的进展和经验,并探讨新的前沿课题,促进了两岸儿科专家的了解和友谊。2010 年 4 月 15 日至 18 日中华医学会儿科学分会代表团赴中国台湾省台北市参加第六届亚洲儿科研究会(ASPR)。主任委员桂永浩教授应邀作了题为"translational research: from benchside to bedside"的主旨报告,向与会的儿科青年学者畅谈了中国大陆临床研究的现状,并如何加快将实验

室获得的研究成果应用于临床医学实践并造福于儿童患者的理念和方法发表了见解。期间，还举办了海峡两岸医学论坛，儿科学分会代表团与本次大会的主席林奏延教授、中国台湾省儿科学会主任委员张美惠教授以及中国台湾省儿科学会的专家们进行了会面，对今后如何加强海峡两岸儿科学界的学术交流与合作交换了意见，取得了许多积极的共识，加强了双方的合作与交流。

在申昆玲主委倡导下，2014年9月重庆会议期间，专门安排了内地与香港特别行政区、澳门特别行政区儿科交流会。来自中国内地及香港特别行政区、澳门特别行政区的20余名专家与会，重点交流各地儿科教育培训的现状和展望。中国台湾省专家因会议日程冲突缺席本次会议。

三、国际学术交流

我国儿科学分会自成立初始即重视国际学术交流，一方面了解国际上儿科学的进展与动向，学习各国先进的经验和技术；另一方面使世界各国儿科同道了解我国儿科的情况。我国儿科学分会于 1973 年加入国际儿科学会以后更加重视与国际儿科学会及各国儿科同道之间的学术交流和友好往来。至二十世纪八十年代国家实行改革开放政策以后，我国儿科学分会更加积极和广泛地同国际儿科学会和各国儿科界进行学术交流。曾与美国、加拿大等国进行双边儿科学术研讨会，与国际儿科学会和其他国际组织联合举办专题研讨会，与日本等国家和香港特别行政区等地区的儿科学会建立长期而密切的学术交流关系，大大促进了我国儿科的国际间的交流，提高了学术水平和国际交流的能力。

（一）加入国际儿科学会前

国际儿科学会（International Pediatric Society，IPS），成

立于 1912 年,是迄今为止世界上规模最大的国际性儿科学术团体。

我国儿科学分会在加入国际儿科学会之前,曾两次派代表出席世界儿科大会。第一次是 1947 年,陈翠贞、徐乃礼、高永恩、苏祖斐、李广勋、金尚约、黄怀信、郁采繁、项全申和周华康应邀出席在美国纽约召开的第五届世界儿科大会。高永恩作了题为"母乳喂养"的报告,周华康介绍了我国防治黑热病的经验;第二次是 1956 年诸福棠、陈翠贞和祝寿河出席了在丹麦哥本哈根举行的第八届世界儿科大会,并在会上介绍了我国推广应用卡介苗、结核性脑膜炎的早期诊断与治疗及中草药治疗肠道寄生虫病等方面的现状与进展。诸福棠所作的"关于麻疹免疫预防"的研究报告,受到了各国代表的高度重视。

(二)加入国际儿科学会

1971 年,中国在联合国和世界卫生组织中的合法席位得到恢复,这在一方面为我国儿科学分会加入国际儿科学会创造了条件和可能;另一方面,中国政府,特别是原卫生部以及中华医学会都开始高度重视我国医学学术团体加入相应国际组织的意义,大力支持和鼓励儿科学分会争取加入国际儿科学会。国际儿科学会当时的一些负责人,特别是总干事长斯特普尔顿(Thomas Stapleton)教授,为使我国儿科学分会成为国际儿科学会的成员做出了不少努力。经各方努力，终于在1973年12月，国际儿科学会执行委员会决定正式承认中华医学会儿科学分会为唯一代表中国的儿科组织。经中华医学会和原卫生部的批准，我国作为理事国成员加入了国际儿科学会。在中华医学会下属几十个专业学会中，儿科学分会率先参加了相应的国际学术组织。

（三）加入国际儿科学会后
（参加国际儿科大会 14~27 届）

在加入国际儿科学会后，我国儿科学分会积极选派代表团出席世界儿科大会。

第十四届世界儿科大会于1974年10月在阿根廷布宜诺斯艾利斯举行。吴瑞萍、薛沁冰、刘湘云、任乃秀出席大会，参加了"儿科医生与人口变化"的讨论，作了题为"新中国的儿童保健工作"、"婴幼儿体格发育的测定"、"赤脚医生活跃在儿童保健战线上"、"小儿针刺麻醉1457例临床分析"等报告。

第十五届世界儿科大会于1977年在印度新德里召开。周华康、张珞、张金哲和郭超出席了会议。在"发展中国家儿童保健工作的人力优先分配问题"的讨论会上，我国代表应邀作了中心发言，还在分组会上作了题为"新中国儿童和少年体格发育的调查研究"、"中西医结合治疗小儿急性

阑尾炎"、"广东省农村儿童保健工作"等报告。会上还放映
了我国代表带去的《婴儿喂养》的电影。会后还在印度医
学科学院和加尔各答医学院作了学术报告,并通过印度广
播电台介绍了新中国的成就。

第十六届世界儿科大会于 1980 年 9 月在西班牙巴塞
罗那召开。祝寿河、吴明满和郑德元出席会议,并作了题
为"暴发型流行性脑脊髓膜炎感染性休克的治疗"、"上海
市上海县学龄前儿童保健工作"和"在国际儿童年四川省
36 000 儿童体格检查工作"等论文报告。

第十七届世界儿科大会于 1983 年 11 月在菲律宾马尼
拉召开。周华康、金汉珍和江载芳出席了会议。原定报告
的论文题目有"中国基层卫生工作的基本原则"、"新生儿
肺出血的病因及预防"、"肾病患者 T 细胞亚群的改变"和
"白细胞抗原 BW35 与小儿结核病",遗憾的是因未及时领
到签证,错过了大会报告时间。会议强调发挥社会组织及
普遍宣传的作用,技术、宣传及社会组织的结合可以汇成一
个儿童生存发展的革命,使儿童的发病和死亡在几年内减
少一半。儿科学分会除学术交流外,应遵循为广大儿童保
健服务的重要方向。

第十八届世界儿科大会于 1986 年 7 月在美国夏威夷
召开。周华康、吴希如、许积德、王慕逖等参加了会议,并介
绍了我国儿童保健、神经及内分泌方面的经验,同时与许多
国家的儿科学会建立了联系。会议指出,自 1983 年第十七

届大会以来,由于儿童生存发展革命工作的大力开展,已经取得巨大成就,挽救了数百万儿童的生命,并号召全体儿科工作者继续努力,把已经掌握的医学知识技术为全世界的儿童服务。

第十九届世界儿科大会于 1989 年 7 月在法国巴黎举行。江载芳、胡亚美、闫田玉、吴仕孝、伍雅梅和俞风华出席会议。我国代表在会议上交流的论文题目有"小儿哮喘的细胞免疫研究"、"儿童组织细胞增生症 X 的研究"等。本届大会反映了儿科发展的以下特点:儿科学逐渐由生物医学向社会心理生物医学发展;社会儿科学及群体医学日益受到重视;向微观分子生物学发展;器官移植不断应用于儿科领域。但是会议指出一些本来可以预防和治愈的常见病和传染病仍然威胁着千百万儿童的生命,战争、吸毒和其他不良因素仍然存在,因此儿科工作者和全社会应继续努力。

第二十届世界儿科大会于 1992 年 9 月在巴西里约热内卢举行。江载芳、胡亚美、何晓琥、宁寿葆、顾德章、吴仕孝、王如文、杨永弘、照日格图等出席会议。我国代表在本次会上交流的论文有《中国小儿支原体肺炎》、《小儿类风湿性关节炎的治疗》、《小儿化脓性脑膜炎的病原学研究》、《中药双黄连雾化吸入治疗呼吸道合胞病毒肺炎的双盲对照研究》、《四川省两次暴发新生儿感染的分子流行病学研究》等 23 篇。此次会议不仅是我国代表参会人数最多的一次,也是被大会接受论文最多的一次。本届大会反映出呼吸道感染、腹泻、围产期疾病等仍是世界范围内威胁小儿健康的主要疾病;环境污染、感染性疾病仍在严重影响儿童健康。另外艾滋病对儿童的影响已引起各国儿科工作者的注意。在本届国际儿科学会理事国代表全体大会上,江载芳教授当选为国际儿科学会常务委员会委员。江载芳教授据理阐述了我国申办世界儿科大会的理由和有利条件,并放映了申办录像。经过投票表决后,我国票数仅次于埃及,名列第二。多数人认为落选原因是由于埃及已连续申请四届,且自国际儿科学会成立 80 年来,世界儿科大会从未在非洲举办过。通过这次申办活动,许多国家的代表进一步了解我国儿科进展情况及申办的有利条件,增强了再次申办的信心。

第二十一届世界儿科大会于 1995 年 9 月在埃及开罗举行。江载芳、吴希如、宁寿葆、周从乐、何晓琥、杨永弘、照日格图、沈叙庄、顾德章、刘智等出席了会议。我国代表除学术交流外,继续进行国际儿科大会的宣传工作。在本届国际儿科学会理事国代表会上,江载芳教授再次代表我国儿科学分会阐述我国申办世界儿科大会的理由,并放映了申办录像,再次受到各国代表的欢迎。由于这次有加拿大、荷兰和中国 3 个国家参加申办,第一轮投票后,加拿大淘汰出局;第二轮投票我国和荷兰票数相同为 36∶36;第三次投票结果仍然是 36∶36,最后大会通过投币的方式决定荷兰获得第 22 届世界儿科大会的承办权。

第二十二届世界儿科大会暨第一届世界儿科护理大会于 1998 年 8 月在荷兰阿姆斯特丹市举行。参会代表近 4000 人，来自世界 120 个国家和地区，大会口头交流论文 856 篇，壁报 742 篇。中国代表 70 余人，中国代表口头交流论文 54 篇，壁报 50 篇。此次大会以"儿童健康"、"感染性疾病与预防接种"、"营养"及"先天性与遗传性疾病"为重点内容，回顾了世界儿科学所取得的成果，并展望了二十一世纪的科学与发展，同时交流了儿科继续教育领域的经验。对儿科工作者在儿童保健、身心疾病的防治、护理、科研及教学等方面提出了新的挑战。我国代表在这次国际儿科学会理事国代表会上又一次提出北京申办第二十三届世界儿科大会的请求，终于以压倒性的票数取得了主办权。

第二十三届世界儿科大会暨第二届世界护理大会，于 2001 年在北京召开，这是我国第一次成功举办世界儿科大会（详见国内学术交流中"与香港特别行政区、中国台湾省、澳门特别行政区儿科学术交流"的内容）。

第二十四届世界儿科大会于 2004 年 8 月 15 日至 20 日在墨西哥坎昆市召开。大会的主题是"儿童是世界的未来"。来自世界五大洲共 7000 多名代表参加了会议。大会收到论文 1000 多篇，口头发言 120 人次。中国代表 34 名，口头发言 20 篇，壁报交流 150 篇。我国代表就"非典型性肺炎"（SARS）问题作了专题报告。大会就儿童生存、儿童健康、儿童疾病的诊断治疗和预防等问题进行了广泛、深入地讨论和交流。大会还对涉及先进的生物学技术在儿科医学中的应用、儿科医生的知识结构和思维模式、儿科医学教育等方面,及儿科医学今后的发展进行了展望。本次大会的特点是讨论内容更注重宏观医学,强调预防和治疗并重,强调社会、经济、环境、政府在儿童健康中的作用,强调"生物 - 心理 - 社会环境"的医学模式。

第二十五届世界儿科大会于 2007 年 8 月 26 日至 30 日在希腊雅典召开。此次会议的主题是"儿童的健康和幸福"。全球共有 133 个国家的 6000 多名儿科医师参加了此次会议,大会发言 317 篇,大会壁报交流论文 1094 篇。我国共有 205 篇论文在此次大会上进行交流,其中大会发言 73 篇,大会壁报交流论文 132 篇,充分体现了我国儿科领域的医学、科技工作者在国际儿科领域的地位和贡献。此次大会的主要内容包括:适当补充维生素和微量元素、疫苗安全性及对易感儿童进行常规免疫接种、口服补液盐(ORS)的应用和改进、微量元素锌的补充、较小剂量药物控制哮喘发作、结核病死灰复燃、预防儿童 HIV 感染的关键是阻止母婴垂直传播、良好的家庭和社会环境是儿童健康成长基石、应对青春期儿童的生活方式和行为进行指导、儿童用药安全性、先天性心脏病的手术治疗、静注免疫球蛋白(IVIG)无效的川崎病患者的治疗等方面。

2009 年 7 月由俄罗斯儿科学会主办的欧洲儿科年会在俄罗斯莫斯科召开,我国儿科学分会组团参加此次会议,时任主任委员桂永浩教授应邀作大会主旨报告,并在参会期间与俄罗斯儿科学主席、俄罗斯医学科学院儿童健康中心主任 Alexander A.Baranov 教授密切交谈,建立合作关系。2010 年 10 月 20 日, Alexander A.Baranov 教授及其夫人、国际儿科学会常委 Namazova Baranova Leyla 教授来中国进行了为期两周的访问考察。两位教授来访期间,参观了北京儿童医院、复旦大学附属儿科医院、交通大学附属儿童医院、交通大学附属儿童医学中心,并与时任中华医学会儿科学分会主任委员的桂永浩教授、副主任委员申昆玲教授及上海医学会儿科学分会主任委员、副主任委员孙锟教授、黄国英教授、黄敏教授、王莹教授就俄罗斯和中国儿科医学之间的合作和发展等相关问题进行了磋商和讨论。

第二十六届世界儿科大会于 2010 年 8 月 5 日至 9 日在南非约翰内斯堡成功召开。来自 50 多个国家的 1000 多名儿科医师和儿科研究工作者参加了本次盛会。这是世界儿科大会第一次在南非召开,也是在实现"千年发展目标"最后阶段召开的。会议开幕式十分隆重,并举行了国际儿科学会诞辰 100 周年宴会。大会共收到论文 1377 篇,其中大会讲座 16 篇、专题讲座 257 篇、口头发言 36 篇、专题讨论 62 篇,讲座和口头发言均为临床重要问题。我国有近 100 名儿科界代表出席了本次大会,43 个单位(包括香港特别行政区和澳门特别行政区以及中国台湾省)投稿共373 篇,其中专题讲座 17 篇(占 6.6%)、口头发言 6 篇(占

16.67%）、专题讨论 2 篇（占 3.23%），担任大会讲座主持 2
人，专题讲座主持 4 人。此次大会关注全球"千年发展目标"
实现的进展及挑战；关注重要感染性疾病和传染性疾病的
预防；持续强调环境因素对儿童健康的影响及环境与遗传
的交互作用；持续关注儿童早期发育和照料干预。

第二十七届世界儿科大会于 2013 年 8 月 24 日至 29
日在澳大利亚墨尔本召开。大会聚焦"沟通儿童和青少年
健康代沟的桥梁"的大会主题。申昆玲教授当选世界儿科
大会委员。

国际儿科学发展方向是"健康，环境，意外伤害，女童
和儿童权利"，其战略方向是预防。二十一世纪对儿科医生
的要求是：现代儿科医生应掌握循证医学和系统思维，不但
应具备精湛的医疗技术，而且更应是心理学家和科普教育
家，能随时了解患者的心理需求，向患者提供心理学和医学
知识的咨询。儿科医生还应该是卫生事业的决策建议者，
积极向政府和行政部门提供决策意见。

（四）参加亚太地区儿科学会及其
学术大会（6~14 届）

1988 年 3 月在日本东京召开了第六届亚太地区儿科
大会。江载芳教授应邀作为列席代表出席这届大会，并以
观察家身份参加了理事国会议。会上亚太地区儿科学会主

席 Santos Ocampo 教授提出,希望中国加入亚太地区儿科学会。经过不断努力我国儿科学分会于 1990 年正式加入亚太地区儿科学会(APSSEAR)。

1991 年 5 月第七届亚太地区儿科大会在澳大利亚佩思召开。江载芳、何晓琥、吴仕孝、杨锡强、陈育智出席会议。会上我国代表共有 5 篇论文进行交流。江载芳教授作了有关"中国医学教育概况"的报告。

1994 年 2 月第八届亚太地区儿科大会在印度新德里召开。江载芳、何晓琥、吴仕孝、王宁遂、金先庆、邝凤吾、包满珍、于秀卿 8 人出席会议。会上我国代表交流的论文共42 篇,如《儿童保健的人力资源的发展》《儿童风湿性疾病的治疗》《血友病的分子遗传学研究》《静脉注射丙种球蛋白治疗新生儿细菌感染》等。

1997 年 3 月第九届亚洲儿科大会在香港特别行政区举行,我国约有 50 余名代表参加了此次大会。

2000 年第十届亚洲儿科大会在中国台湾省台北市举行,我国代表未能参加。但在这次大会上江载芳教授和香港特别行政区的陈作耘教授获"亚洲杰出儿科医师"的荣誉称号。

2003 年 11 月第十一届亚洲儿科大会在泰国曼谷举行,我国共有 70 余人参会。在这次会议上,来自重庆医科大学儿童医院的余加林医生获得了青年医师优秀论文奖。经我国儿科学分会常委会推荐,胡亚美教授获"亚洲杰出儿科医师"的荣誉称号。

2007 年 3 月第十二届亚太儿科学术暨第二届亚太地区儿科护理学术会议在斯里兰卡首都科伦坡班搭拉奈克国际会议中心举行。来自中国、日本、韩国、英国、美国、澳大利亚、泰国、尼日利亚、斯里兰卡等四十多国家的 500 多名专家学者出席了会议。我国共有 15 名代表参会，主要来自北京和重庆，其中 3 名专家受邀作了专题报告，3 名代表在大会上作了发言。重庆医科大学附属儿童医院的杨锡强教授受邀作了题为"感染与免疫"的专题报告，赵晓东教授作了题为"关于偏肺病毒研究"的会议发言。此次会议的重点议题是临床实际应用的相关问题。在此次大会上，中国取得了在上海召开"2009 亚太国际儿科大会"的主办权。

2009 年 10 月 14 日至 18 日，第十三届亚太儿科大会暨第三届亚太护理大会在上海隆重召开。

2010 年 10 月，第六届亚洲儿科研究会议（ASPR）在中国台湾省台北市召开，儿科学分会组团参加。桂永浩教授当选为 ASPR 主席（详见国内学术交流中"与香港特别行政区、中国台湾省、澳门特别行政区儿科学术交流"的内容）。

2012 年 9 月 8 日至 12 日第 14 届亚太儿科大会暨第 4 届亚太儿科护理大会在马来西亚古晋婆罗洲会议中心举办，大会主题为"致力于儿童健康公平性"。会前专家们研讨了超声心动图、新生儿超声、脑电图、肺功能学习及儿童创伤等内容。全会内容包括：在资源分配不公平的情况下为儿童寻求公平医疗、2015 年前实现联合国千年发展目标、食物不平衡 - 营养不良和肥胖、无界限的重症监护、新生儿照护的公平性、在发展中国家儿童癌症治愈率颇高、亚太地区儿科科研、免疫 - 通向公平健康的工具以及全球启动卫生融资。

（五）国内主办国际性儿科学术会议

实行改革开放政策以后，我国儿科学界与国外同道的学术交流和往来日益增多，我国儿科学分会已在国内主办或参与主办国际性儿科学术交流会及研讨会，其中规模和影响较大的有下述会议。

1984 年 6 月美国民间使者代表团 70 余名儿科医生访问北京。这是我国改革开放以后首次举办的参加人数最多的国际性儿科学术会议。除组织参观医疗机构外，在北京儿童医院、首都儿科研究所、北医妇儿医院、协和医院及友谊医院还在同一天组织了 5 个专题研讨会。1984 年 8 月，国际儿科学会执行委员会全体委员在主任委员 Schmidt 教授及总干事长 Dogramaci 教授的率领下到北京召开执委会，并顺访北京儿童医院，并举行了以"儿童保健生物和社会基础的新走向"为主题的研讨会，介绍了儿科医疗保健方面的进展和经验。

1985 年 4 月，中华医学会和儿科学分会与美国国际民

间使者在北京科学会堂联合举办较大规模的儿科学术交流
会。我国儿科学分会主任委员周华康教授和美国儿科理事
会(American Board of Pediatrics)执行秘书 Robert C. Brownlee
担任会议主席。80 名美国儿科医师和数百名国内各地儿科
医师出席了会议。会后美国学者到部分儿科医疗保健单位
参观访问,加强了相互了解,增进了友好关系。

　　1988 年 11 月我国与加拿大儿科医生 70 余人分别在
北京、上海、广州举行学术交流会。对儿科许多领域内的重
要问题进行了深入交流。会后组织与会者去儿科医疗保健
机构参观交流,取得良好效果。

　　1991 年 5 月我国儿科学分会与国际儿科学会下属学
术组织——国际儿科跨学科教育研究学会(IAPTE)在北京
联合召开题为"东西方医学防治小儿疾病"的国际学术研
讨会,来自亚、欧、北美 20 余名儿科工作者和国内近百名儿
科医师出席会议。会上中外儿科工作者广泛交流了儿科临
床与保健方面的经验和进展,我国儿科医师还报告了应用
中医中药和中西医结合治疗儿科常见病的临床经验。

　　1991 年 10 月 31 日至 11 月 1 日,在国际儿科学会资
助下,我国儿科学分会、国际儿科学会、世界卫生组织和联
合国儿童基金会在北京举办"九十年代中国儿童保健的策
略与措施"专题研讨会。1990 年国际儿科学会主席 Santos
Ocampo 教授写信给江载芳教授,提出在北京召开"Task
Force Meeting"的问题。以往这类会议每年都在会员国间

进行,但在中国是第一次。对此,我国儿科学分会积极响应并做了认真而周密的准备工作。国际儿科学会执行委员会全体委员、世界卫生组织和联合国儿童基金会的有关负责人 20 余人前来出席会议并作了重要发言,介绍了其他发展中国家在儿童医疗保健方面成功的经验和办法,并提出了对我国儿童保健工作的建议。我国各地儿科及儿童保健方面的专家共 50 余人出席了会议,同时介绍了我国取得的成就和存在的问题。会议期间中外专家进行了热烈的讨论,提出了以下重要建议:①高等医学院校应与初级保健紧密联系,特别要在围产保健方面多做努力;院校医师应与其他专业,如心理学、社会学等加强合作;②加强政府有关部门如卫生与教育系统之间及其下属的院校之间的配合;③科研方面应创立一个关于如何给中国儿童以最基本的卫生保健高级研究体系;④中国儿科学会应组成一个咨询委员会,其目的是为了收集有关资料和达到原卫生部所定的妇幼卫生目标。本次会议的主要发言材料刊登在国际儿科学会刊物 *International Child Health* 上。通过此次会议,我国儿科学分会进一步加强了与国际儿科学会的关系,深化了友谊与相互理解。

1998 年我国儿科学分会申办第二十三届世界儿科大会成功后,于 1999 年 1 月成立大会组织工作委员会。由江载芳教授任主席,吴希如教授任副主席,何晓琥教授任秘书长兼司库。学术委员会、招展集资委员会、宣传及社会活动委员会均设有专人负责,中华医学会外联部和学术部及各专业委员会积极配合工作。

2001 年 9 月 9 日至 14 日,第二十三届世界儿科大会暨第二届世界护理大会在北京国际会议中心召开。会议的主题为"新千年儿童健康的挑战",口号为"健康的儿童,健康的世界"。来自 105 个国家和地区的 4596 名代表参会,其中国际代表 3368 人(含港澳台地区),国内代表 1228 人。会议录取论文 2971 篇,大会报告 16 篇、特殊专题讨论 74 篇、专题讨论 225 篇。交流领域涉及儿科医学 11 个专业和儿科护理的多个专题。会议议题还包括遗传性疾病、分子生物学、人类基因组计划、微营养、儿童疾病综合管理、儿科教育、儿童和社会、儿童虐待和忽视、儿童与灾难、儿科艾滋病、社区儿科、环境医学、循证医学、精神心理、意外伤害、环境卫生、儿童心理学、小儿外科、影像学和青春期医学以及临床医学伦理等当今世界医学领域的 40 多个热点问题。与以往国际儿科大会不同的是本次大会还组织了城市(农村)妇幼保健社区医疗参观,受到国际儿科大会名誉主席、卸任、现任主席及候任主席、总干事长及诸多外宾的一致好评。由于江载芳教授对儿科学分会工作及儿科事业的突出贡献,国际儿科学会授予她以国际儿科学会名誉主席命名的"道格拉马奇奖"。

2009 年 5 月 21 日至 23 日,由亚洲儿科研究学会授权、中华医学会儿科学分会主办、浙江大学附属儿童医院协办的 ASPR 于在浙江杭州召开。大会收到稿件 740 篇（境外 112 篇），实际参会代表 488 人，其中境内代表 387 人，境外代表 101 人。大会学术内容精彩纷呈，邀请来自亚洲地区境内外的知名儿科专家作前沿研究报告。形式包括全体大会、主题研讨会、自由发言等，会议期间还召开了亚太新生儿疾病筛查协作网学习班，为国内外同道畅所欲言提供了机会。ASPR 理事会对中国在甲型 H1N1 流感流行期间成功举办此次会议表示高度赞扬。

2009 年 10 月 14 日至 18 日，由亚太儿科学会和国际儿科学会授权、中华医学会和中华医学会儿科学分会主办的 APPA 在上海国际会议中心召开。大会主题为"Building a Supportive Environment for Children"，来自世界 56 个国家及地区，2536 名代表参会，其中境外代表 1258 人。本次大会充分应用网络资源，进行网上注册，实时更新会议资料，网络宣传组稿，应用现代化的电子信息系统对所收录稿件的作者基本信息、论文专业领域等自动进行分类处理，共收到稿件 1080 篇，选取大会发言 97 篇。大会精心设置了 3 个大会特邀专题报告，12 个主旨演讲，46 个专题。内容精彩纷呈，几乎涵盖儿科学和护理学的所有领域，汇集了亚太地区及全球关注的焦点和热点学术问题，是近年来在国内举办的规模最大的儿科国际性学术会议。世界儿科学会及亚太儿科学会给予高度评价。

第一届、第二届和第三届东方儿科大会分别于 2011

年、2013 年和 2015 年在上海国际会议中心举行。东方儿科大会是上海市医学会主办的东方系列医学大会之一,是综合性的儿科国际学术会议,同时是儿科各专业的国际学术论坛。大会设立 14 个分论坛,包括儿童保健与发育行为、新生儿、呼吸、消化、心血管、血液与肿瘤、神经精神与康复、感染与免疫、肾脏、内分泌与遗传代谢、急诊与重症医学、社区儿科、临床药理、儿科护理等,为国内外儿科专家提供一个很好地面对面交流、讨论的机会。每次会议的参会人数 1500 至 2000 名,包括儿科医生、护士以及关注儿童健康的专业人士,来自全国 31 个省市自治区。80 名左右来自美国、加拿大、英国、法国、德国、荷兰、澳大利亚、日本及香港特别行政区、中国台湾省的著名儿科专家应邀做学术报告。

第十六届国际儿科肾脏病大会于 2013 年 8 月在上海国际会议中心隆重召开,来自世界各地 78 个国家和地区近 1200 名代表参会。国际儿科肾脏病学会是儿科肾脏病领域的最高学术团体,每 3 年召开一次。本届会议是继 1986 年日本东京第七届国际儿科肾脏病大会后再次在亚洲国家举行,也是儿科亚专业国际性大会首次在中国举行。

四、继续教育与基层儿科教育

临床医学各科医师的毕业后教育是培养医德高尚、技术优良的合格临床医学人才及提高我国临床医疗水平的主要措施之一。多年来,原卫生部、中华医学会和儿科学分会对此都予以重视。儿科学分会于 1989 年成立继续教育委员会,加强对儿科医师的继续教育工作。

1989~1990 年,北京医科大学(现北京大学医学部)在原浙江医科大学、上海第二医科大学及北京医科大学 3 个儿科毕业后教育试点基础上,综合制定出了《儿科住院医师毕业后教育试行实施规范》,内容包括培养目标、内容、方法、学分分配及考核办法,经有关部门讨论后由中华医学会继续教育部印刷。

1991~1992 年在各种全国性儿科会议上将上述"规范"分发、推行、宣传、讨论。

2001 年我国儿科学分会组织专家编写《临床诊疗指南》和《临床技术操作规范》。

2002 年我国儿科学分会组织专家进行了《医疗事故鉴

定条例》的学习并参加了中华医学会的医疗事故鉴定。

2002 年起,继续教育项目的宗旨是面向基层,我国儿科学分会定期组织国内各地区在儿科学术研究方面有代表性的老中青学术带头人,在各地区之间进行巡回讲课,以深入浅出的讲演方式,在不同地域和不同研究领域学术交流的同时,使广大基层医生对儿科学科的发展情况有更多的了解。

2002~2012 年儿科学分会就新生儿、呼吸、神经、免疫、心脏、肾脏、血液、急救、合理应用抗生素及液体疗法等内容举办了多次学习班,得到各地区儿科工作者的好评,使其受益匪浅。儿科学分会的专家们还积极参与各种儿科学教材编写、考试试题命题及医师资格审定等工作。

儿科学分会分别于 1999 年 4 月在河南省郑州市和2004 年 11 月在湖南省长沙市,举行了两届基层儿科医师学术会议,让儿科基层医师有机会走上讲台,进行学术交流,并对讲演者的论文进行点评,进行优秀论文评奖,会后组织答疑等,获得了与会者的一致好评。

2007 年 7 月,儿科学分会在四川省凉山州进行"儿科医师西部巡讲活动"暨启动仪式,并秉承"关注基层、关注西部"、"关注老少边地区"的宗旨开展各项活动。

2007 年 9 月第三届全国儿科基层医师学术会议在河南省郑州市举行。在充分开展基层医师学术交流的同时,邀请了国内知名儿科专家对基层儿科医生感兴趣的临床问题进行专题讲座。大会首次增设了病例讨论环节,河南、湖南、河北等地代表上台发表见解,会议形式新颖,内容实用,是一次难得的知识更新的好机会。

2008年10月,儿科学分会在贵州省黔东南自治州凯里市进行了第二次儿科医师西部巡讲,内容包括专家讲座、专家门诊、赠送书籍和药品等。杨锡强、易著文、陈志敏、母得志、万朝敏、刘瀚旻等教授参加,有200名医师前来听课。

2009年9月,中华医学会第三届"儿科医师西部巡讲"走进延安的活动于该月25日上午在延安大学附属医院正式启动。时任主任委员的桂永浩教授、名誉主委风湿病学专家何晓琥教授、西安儿童医院崔华荣教授等亲自参加。启动仪式和专家授课的领导和专家有:陕西省卫生厅刘少明厅长,延安大学党委副书记、校长廉振民,延安市卫生局局长刘海宽,延安大学附属医院院长马柏林,中华医学会儿科学分会主任委员、复旦大学副校长桂永浩,中华医学会儿科分会名誉主任委员、首都医科大学附属北京儿童医院风湿病学专家何晓琥,西安市儿童医院院长崔华荣和其他来自全国各地的儿科专家及延安大学附属医院的儿科医师。启动仪式上马柏林致欢迎词,桂永浩介绍了此行目的和活动内容,刘少明做了重要讲话。

2010年12月,由中华医学会儿科学分会和云南省儿科学会主办的第四次儿科医师西部巡讲活动在云南省曲靖市妇幼医院举行。此次活动得到了曲靖市政府、曲靖市卫生局、曲靖市妇幼医院的大力支持。刘玺诚、何晓琥、包新华、易著文、李文益和肖昕教授等参加。活动采取热门专题讲座、疑难病例查房和专家义诊三种形式。共有289名来自云南昆明、曲靖、玉溪、楚雄、红河、德宏、保山、临沧及普洱共9个地区或州的代表前来参加。代表们一致表示此次儿科医师巡讲活动既让他们领略了名家风采,也给他们带来了新的知识和经验,尤其是疑难病例讨论对开阔临床思维、提高临床诊治水平有很大帮助。

2011年7月,第五次西部巡讲活动在广西北海市举行。来自广西各级医院的200多名儿科医师参加会议。大会进行了6个专题讲座,分别由杨锡强教授、许峰教授、易著文教授、姜玉武教授、罗小平教授和向伟教授进行了专题讲座。之后西部巡讲团的专家们莅临北海市人民医院进行了义诊及疑难病例教学查房。此次巡讲活动对广西儿科学事业的发展和儿科医师诊治水平的提高具有较大的促进作用。

2013年9月23日至27日,中华医学会儿科学分会和中华放射学分会儿科学组在革命圣地延安联合举办儿科医师继续教育项目"儿科医师西部巡讲"活动。湘雅二医院儿科易著文教授(中华儿科学分会常委)作为专家团成员参加了这次活动。在延安期间,17名儿科专家分别在延安大学附属医院、胡锦涛主席的示范县县医院——安塞县人民医院等地举行了8场学术讲座、儿科专家义诊和新生儿、神经、肾脏、血液、消化等专业教学查房。专家团还分别向西安市儿童医院、延安市卫生局、延安大学附属医院、安塞县人民医院、安塞县妇幼保健院、安塞县建华寺卫生院赠送了价值近 3000 元的专业图书和杂志。

2014 年 6 月 19 日至 21 日,由中华医学会儿科学分会主办,宁夏医学会儿科学分会、银川市妇幼保健院联合承办的"中华医学会儿科学分会第八次儿科医师西部巡讲—宁夏站"暨"腹泻病规范化诊治学术下基层"活动在银川举办。此次西部巡讲特邀请李廷玉、杜立中、孙若鹏、王莹、罗征秀、黄英、李中跃七位教授,围绕儿童保健、新生儿、神经、消化、呼吸、重症等内容进行专题讲座。来自全区儿科的 400 余名医务工作者参加会议。此次西部巡讲和腹泻病规范化诊治学术下基层活动对提升全区儿科诊疗水平有较大的促进作用。

2015 年和 2016 年,中华医学会儿科学分会分别在西宁、河南信阳举办西部行和老区行,由李廷玉教授和黄国英教授分别负责组织巡讲活动,这些活动得到当地省市儿科学会积极配合,受到广大儿科医师的欢迎。

儿科医师西部巡讲活动采用专家深入基层巡讲、巡诊、巡访的继续教育新模式取得了良好的社会效果。目前这一活动已在西部儿科医师中产生了一定的影响,儿科学分会决定今后在人口规模较大的二级城市的医师中继续开展这一项目,面向基层广大儿科医师,以普及临床新知识、解决实际临床问题为目标,并拟在部分城市启动儿科基本生命支持操作技术培训项目。

五、医 学 服 务

（一）应对公共卫生事件

儿科学分会积极应对SARS、"汶川地震"、"三鹿奶粉"、手足口病、甲型流感等突发事件和公共卫生事件，及北京奥运会的儿童医疗保障工作中协助政府卓有成效地开展了各项工作，做出了重要的贡献。2003年在抗击SARS的举世瞩目的战斗中，卫生系统的医务人员经历了严峻的考验，也付出了血的代价。虽然儿科不是这场战斗的重灾区，但是全国各地的儿科医生都积极投身到抗非战斗中，特别是广州、北京等地的儿科医师，对抢救和治疗儿科SARS患者作了很大的贡献。儿科学分会呼吸学组抓住时机，组织这两个地区的儿科专家总结出儿科SARS临床特点和治疗经验，并发表多篇文章，刊登在《中华儿科杂志》上，把宝贵的经验及时介绍给广大的儿科医务工作者。许多儿科医务人员在抗击SARS中立了功，受了奖。2008年汶川大地震后，学会重点加强灾区儿科医师的继续教育。在四川大学华西第二医院免费接收绵阳 2 名儿科医生、3 名护士短期进修并赴绵阳、德阳、什邡、都江堰等地区开展医疗和院内感染工作指导。之后这一工作还继续推广至上海、北京、广州等城市。

（二）调研儿科医生现况

儿童是人类的未来，是社会可持续发展的重要资源。2010 年人口普查资料显示我国 17 岁以下儿童 2.79 亿，14 岁以下儿童 2.25 亿。中国儿童的健康对整个人类而言具有极大的公共卫生意义。儿科医生是儿科资源的核心，在保护儿童健康和提高儿童生存质量方面起了至关重要的作用。然而，目前中国儿科的资源现状不清，儿科医生的质量、数量、分布无明确的数据。受国家卫计委的委托，2015 年中华医学会儿科学分会和中国医师学会儿科分会在全国范围内开展了对全国除港澳台地区外 31 个省（自治区、直辖市）以及新疆生产建设兵团的儿科医疗资源的调查，普查了儿童专科医院、妇幼保健院、妇幼保健所和含儿科的所有综合性医院，随机抽样了 10% 的基层医疗机构。调查发现，我国总体儿科医生数目不足，儿科资源配置城乡和省市不均，总体学历层次不高，负荷重，流失率高。如何在稳定儿科医生队伍的基础上合理优化配置儿科资源是目前工作的重点。

（三）制定儿科专业规范

2008年,儿科学分会要求各专业学组在原有的工作基础上,开展多中心临床研究,积极着手制定各项专业规范、指南和专家共识,以推进临床规范化服务。第十五届中华医学会儿科学分会成立后,启动了修订《儿科临床诊疗指南》和《儿科临床操作规范》的工作,各专业学组也按照儿科学分会的要求继续井然有序地开展各项规范、指南和专家共识的编写和制定工作。

2011年,9大学组(心血管、免疫、血液、儿童保健、消化、呼吸、急救、神经、肾脏学组)完成或初步完成《专家共识、建议、指南》共23项,如"儿童感染性心内膜炎诊断标准建议"、"儿童系统性红斑狼疮循证学诊疗建议"及解读"儿童免疫性血小板减少症诊疗建议"、"婴幼儿食物过敏诊治建议"、"小儿功能性消化不良的诊疗建议"、"中国儿童支气管哮喘防治指南"、"儿童心肺复苏专家共识"、"儿童抗癫痫药物的应用专家共识"、"儿童常见肾脏疾病治疗现状调查研究"等;6大学组(心血管、免疫、儿童保健、消化、急救、血液学组)开展了全国多中心研究,共计10项。此外,儿科学分会还组织相关专家认真完成儿科临床重点专科评审标准的制定、修改、定稿工作,并根据原卫生部要求成立重点专科评审专家组。

2011年7月,受原卫生部委托,中华医学会于北京召开"2011年国家临床重点专科建设项目评估会议",儿科学分会认真组织专家,积极配合中华医学会完成此项任务。

(四) 推进儿科住院医生和亚专科医生规范化培养

第十五届中华医学会儿科学分会委员会积极参加并制定了住院医师规范化培养制度(包括住院医师培养管理办法、培养大纲、培养计划、考核办法);专科医师规范化培训制度(包括专科医师资格准入标准和程序、专科医师培养管理办法、培养大纲、培养计划、考核办法)。为进一步规范住院医师进入专科医生的培训标准及高年资专科医生的准入标准,做到顶层设计,统一标准,层级推进。2011年6月14日原卫生部在北京召开"专科医师准入试点工作部分专业专家组工作会议"。儿科学分会根据相关要求成立儿科专科医师准入专家组:桂永浩(组长)、沈颖(副组长)、尹飞、方峰、毛萌、王天有、申昆玲、孙锟、吴敏媛、宋国维、张知新、李廷玉、杜立中、杜军保、邹丽萍、陈洁、杨健、罗小平、赵晓东、秦炯、盛光耀、薛辛东,并在此次会议上明确了受训年轻医师的条件、高年资医师准入标准,启动了考核培训细则,并制定出下一步工作时间节点。

最近儿科学分会还加入了国际儿科医学教育联合会

（GPEC），GPEC 由发达国家和发展中国家的儿科医学教育、评估和标准制定机构的领导组成，旨在创建一项适合普通儿科学的医师培训课程体系，使其能在任何教育环境中开展，没有地域和（或）政治障碍。

六、《中华儿科杂志》的
创办与发展

《中华儿科杂志》为中国科协主管，中华医学会主办的我国儿科医学领域唯一的高级学术期刊，以中高级医师为对象。

1950年7月1日在上海创刊，当时为季刊，由陈翠贞任总编辑。

1953年编辑部由上海迁至北京，由邓金鎏任总编辑；1955年初由季刊改为双月刊。

1960年6月奉上级指示停刊整顿。

1962年10月复刊，为双月刊，由诸福棠任总编辑。

1966年10月第二次停刊。

1978年复刊，改为季刊，由诸福棠任总编辑；1983年重新改为双月刊，并增加了论著稿的英文摘要。

《中华儿科杂志》历任总编辑：

第一届，陈翠贞（1950~1953年）；

第二届，邓金鎏（1953~1955年）；

第三届，名誉总编辑诸福棠，总编辑邓金鎏（1955~

1956 年);

　　第四届，诸福棠、邓金鋆（1956~1960 年）；

　　第五届，诸福棠（1962~1966 年）；

　　第六届，诸福棠（1978~1981 年）；

　　第七届，周华康（1981~1985 年）；

　　第八届，周华康（1985~1989 年）；

　　第九届，江载芳（1989~1993 年）；

　　第十届，江载芳（1993~1997 年）。

　　第十一届，吴希如（1997~2003 年）；

　　第十二届，杨锡强（2003~2007 年）；

　　第十三届，杨锡强（2007~2011 年）；

　　第十四届，桂永浩（2011 年至今）。

　　《中华儿科杂志》编辑委员会自 2003 年（第十二届）起设立"学术指导委员会"，其中第十二届、第十三届学术指导委员会主任委员是中国工程院院士胡亚美教授，第十四届为吴希如教授。

　　《中华儿科杂志》1978 年前没有专职编辑，1978 年复刊时只有一位编辑。以后陆续增加，最多时也只有 3 人，并且人员变动较频繁，给杂志工作造成很大困难。

　　本刊编辑部历任主任：

　　李德霖（1978~1989 年）；

　　高维颖（1985~1989 年）；

　　徐福兰；

滕淑英；

李贵存（2001~2012年）。

1987年中华医学会第二次编辑工作会上，《中华儿科杂志》获二等奖；在1992年第三次编辑工作会议上获三等奖，同年获北京市科协优秀期刊奖。2002年，《中华儿科杂志》被列入国家期刊方阵的双效期刊；2002年起，连续11年获得"百种中国杰出学术期刊"称号。2006年起，连续6年获得"中国科协精品科技期刊工程项目"B类资助，2012年再获中国科协精品科技期刊工程项目的"期刊学术质量提升项目"。

目前，《中华儿科杂志》主要栏目有：述评、专论、论著、临床研究与实践（临床论著）、病例报告、综述、讲座、临床病例（理）讨论、学术争鸣、会议纪要、标准·方案·指南、指南解读、书刊评论、快速通道等。多年来儿科学分会与杂志编委会、雀巢公司一起进行了每年一度的雀巢优秀论文评奖活动，促进了学术交流，使儿科杂志的质量不断提高。《中华儿科杂志》为了扩大信息量，由双月刊改为月刊。1998年改为大开本。由于学术质量不断提高，本刊文章的被引频次和影响因子也逐年提高。根据中国科学技术信息研究所2012年版中国科技期刊引证报告，2011年《中华儿科杂志》的核心影响因子为1.450，位居1998种学术期刊的第31位；核心总被引频次为3982，位居1998种学术期刊的第62位；综合评价总分80.0，位居1998种学术期刊的第47位。

这些指标始终高居我国妇产科学、儿科学类期刊的榜首。《中华儿科杂志》不仅以纸载体发行,覆盖全国,又以光盘发行,并进入《中国学术期刊综合评价数据库》《中国引文数据库》《中国电子期刊网数据库》以及《万方数据库》等数据库和检索系统,扩大了影响和发行量。

为进一步扩大杂志的国际影响,在大家的共同努力下,2000年杂志的英文摘要改为大英摘。2001年出版了首期英文增刊,并吸收3名香港特别行政区著名儿科专家作为编委。杂志按照国际标准格式编排,并印有英文版权页及全部文章的英文目次,论著类文章均有详细的结构式英文摘要。除被国内权威数据库收录外,《中华儿科杂志》还被美国国立医学图书馆医学索引(MEDLINE)、美国《化学文摘》(CA)、俄罗斯《文摘杂志》(AJ)、科技会议录引文索引(Conference Proceedings Citation Index-Science)、Science Online等多个国外权威数据库或工具书所收录。

2010年,为了及时向全国各地的儿科工作者传递中华医学会儿科学分会各种信息,进一步团结全国的儿科力量,营造更宽松和谐的学术氛围,学会与《中华儿科杂志》一起共同创办"中华医学会儿科网",网址为cps.cma.org.cn。网站主要内容包括:儿科学分会简介、组织机构、专业学组、学术动态、会议公告、重要通知、期刊杂志、法规指南、教育培训、专家论坛、专家介绍、医学科普、儿科简报等。

七、杰出人物简介

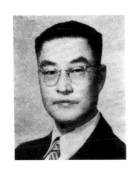

祝慎之(1894~1971),中华医学会儿科学分会创会会长,中国著名儿科专家,1894年7月25日出生于湖北武昌。肄业于武昌文华中学及大学。在创办于上海的"中国哈佛医学院"研究医科后,于1916年赴美国麻省波士顿哈佛医学院求学,1919年获得医学博士学位。学成后回国,任北京协和医院儿科医师,是该院首位中国籍儿科医师;1921~1931年受聘为北京协和医学院儿科学教授。1932~1937年任国立上海医学院儿科学教授,兼任中国红十字会第一医院(今上海华山医院)儿科医师,并开设私立祝慎之儿科医院。1937年4月4日中华医学会儿科学分会成立,祝慎之出任首任会长,开创了我国儿科医学发展的新篇章。

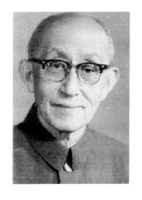

诸福棠　我国现代儿科医学的奠基人、著名儿科专家。诸福棠教授从事儿科的医疗和教育工作60多年,为我国儿科事业的繁荣和发展献出了毕生的精力,做出了伟大的贡献。

早在19世纪30年代在美国进修期间,他就悉心从事用胎盘球蛋白预防小儿麻疹的研究。被美国《时代周刊》誉为"儿童福音"。他还对小儿维生素C缺乏症的临床和治疗进行了深入研究,先后发表了数十篇论文。60年代,诸教授带领全国7个单位的儿童保健工作者成功研制了麻疹减毒活疫苗并推广至全国,极大地降低了麻疹的发病率和病死率,使这一严重危害儿童健康的传染病在我国得到了控制。

早在1937年诸福棠教授就立志写一本反映中国国情的儿科专著。他在繁忙的医疗教学工作之余广泛收集资料,参考国外大量文献,于1943年出版了《实用儿科学》。几十年来他先后五次修订这本数百万字的巨著,受到国内外同行的高度评价,成为我国第一部儿科医学的经典著作。

诸福棠教授自1950年《中华儿科杂志》创刊以来,历任编委、总编辑、顾问,直至1981年。40多年间,他积极组织和参加国内外的医学学术交流活动,主持全国性的医学学术会议,并长期参加《中华儿科杂志》的编审工作。一直关心杂志的质量问题,为办好杂志花费了大量的时间和精力。

北京儿童医院是我国第一家大型儿童医院,从 1951 年开始筹建到 1955 年 6 月 1 日开诊,历时四年多。诸福棠教授在医院设计、科室安排、人员配备等方面充分发挥了其经验才智,花费了大量心血。

诸福棠教授作为该医院院长,高瞻远瞩,带领全院医务人员,时刻考虑如何办好儿童医院,不断充实各有关专业。总结了丰富而科学的临床经验,培养了来自全国各地的大量的各级进修医师,为全国的儿科患者服务。

诸福棠教授历来重视科学研究。为提高医疗、预防工作质量,更多更好地培养儿科人才,经精心筹划,终于在 1958 年建成了中国医学科学院儿科研究所,诸福棠兼任所长。该所在儿科疾病的诊断、治疗、预防和基础研究方面都取得了许多成就。

诸福棠教授为人谦虚谨慎、平易近人、品德高尚、医术精湛、知识渊博、治学严谨、刻苦钻研、勇于创新。他为北京儿童医院制定的"公慈勤和"的院训正是他本人思想品德的生动概括,他永远是我们学习的楷模。

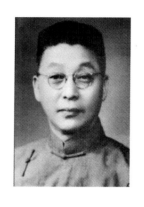

高镜朗　我国现代儿科医学的奠基人、著名儿科专家。从事儿科的医疗和教育工作70年,被中国医学界称为"南高北诸",享有很高的声誉。

高镜朗教授于1921年在湖南湘雅医校毕业,留校任内科助教。1923年与颜福庆教授创办上海医学院,主持儿科教育并兼任附属护士学校校长。1925年受聘为绍兴福康医院儿科医师。1928年赴美国留学,进入哈佛公共卫生学校及哈佛大学儿科医院进修儿科,并先后到纽约肺病研究所、法国巴黎巴斯德研究所、法国杜式道夫传染病院、德国柏林医科大学儿科医院、奥地利维也纳儿童结核病院、瑞士苏黎世儿科医院学习考察。1930年,学医归来的高镜朗创办了上海福幼医院并亲任院长。抗日战争暴发后,他毅然关掉私人诊所,拒绝和汪精卫伪国民政府合作。

新中国成立后,在齐家仪的邀请下,高镜朗出任上海第二医学院附属广慈医院(今瑞金医院)儿科主任,并参加筹建了上海市第二医学院儿科医学系。20世纪50年代中期,由于当时的政治因素和特定的时代环境,第二医学院儿科系面临解体,高镜朗挺身而出,不屈不挠,最终选择了当时的榆林区榆林医院(即现在的新华医院),他和曹裕丰院长先后将沪上一批名医邀请加盟进来，如泌尿外科何尚志、儿外科佘亚雄、妇产科田雪萍、耳鼻喉科毛承樾、眼科曹福康等，让新生的新华医院跻身于上海一流医院。

高镜朗教授是我国最早研究中西医结合的学者之一。著有《儿科小全》、《古代儿科疾病新编》、《儿科传染病学》、《儿科液体疗法》，且翻译了《儿童传染病学》《麻醉学》《英国药剂》等书。同时高镜朗教授还创建了儿科研究所并成立了生化、血液、免疫、病毒（细菌）实验室。几十年来，儿研所在高先生的指导下，兼收并蓄国内国外先进科研，并不遗余力实践再实践，为保障儿科临床的领先地位打下了最扎实的基础。

高镜朗教授治学严谨，桃李满天下。直到晚年他对分配在边远地区工作的儿科系毕业生仍念念不忘。为了帮助他们提高业务知识，在他的创导和帮助下，他的学生们创编了《临床儿科杂志》分赠给各地儿科医生，受到极大欢迎。

1983 年 11 月 11 日，高镜朗教授因病逝世，享年 91 岁。临终前他留下遗嘱把自己的藏书全部捐献国家，并捐出积蓄 8 万元设立"高镜朗基金会"，用以培养儿科青年医师的奖金。

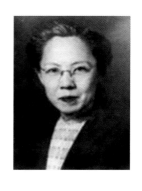

陈翠贞 我国儿科学初创阶段的开拓者和奠基者之一。她一生从事儿科医学事业,为保障儿童健康献出了毕生精力。她从医学院毕业后三十余年一贯非常热爱自己的专业,在任何环境下都勤奋钻研业务,数十年如一日,为开拓儿童医疗保健事业奠下基础。

1924 年,陈翠贞教授在美国 Johns Hopkins 大学医学院毕业后返回祖国。在旧社会艰苦动乱的日子里,她坚守自己医治病孩、教育后代的岗位,新中国的到来给予她施展宏图的机会。20 世纪 50 年代初,上海医学院计划将附属医院按科分院时,陈教授提出应成立专门为儿童服务的医院,这一正确倡议得到上级同意与支持。1952 年春,陈教授着手筹建儿科医院(即现在的复旦大学附属儿科医院),并被任命为首任院长。在其带领下,儿科医院成为建国初期较早建立的一所供作医、教、研基地的正规化儿科医院。1954年上海第一医学院建立儿科系,由陈翠贞任系主任。当时国内尚无建立儿科系的成熟经验可以借鉴,一切要从零开始。她积极支持和鼓励大家建立信心,启用青中年教师担任各教研组负责人,并给予重点进修培养。于 1958、1959、1960 年毕业三届学生被输送到全国各地,增强了儿科战线上的力量。同时,陈翠贞教授还非常重视儿童保健事业。

在抗日战争艰苦卓绝的年代,婴儿死亡率高达 200‰以上。
陈翠贞教授积极参加战时儿童保育会工作,任成都分会主
席,1941 年离开成都时与国民党脱离了关系。当抗战胜利
回到上海任中山医院儿科主任时,开辟了儿童保健业务,为
儿童进行健康检查、疫苗接种。1954 年底陈翠贞教授领导
建立儿科医院儿童保健科,成为国内较早的一个儿童保健
实施和教学基地。

　　新中国成立前夕,陈教授就和一些儿科同道一起积极
筹备发行《中华儿科杂志》。经过各方面的准备,这本杂志
在 1950 年 7 月创刊,她担任杂志主编三年,后因杂志发行
由沪迁京而易人。创办杂志的目的,正如她在创刊号的编
者言中所述:为了"阐扬科学医学,鼓励学术研究,推广保
健学识,促进儿科健康","籍刊物交流意见心得,互通消息,
促进儿科发展",并特别提出:"儿科医师素以预防与治疗
并重,甚或预防重于医治,本刊对儿科预防尤以注重"。该
杂志对全国儿科专业的形成和发展起到十分重要的推动
作用。

　　陈教授十分重视教学工作和下级医生的培养提高。她
备课认真,讲课内容丰富,善于联系实际,常以具体实例作
为示范,使学生获得极其深刻的印象,同时她也非常关心下
级医生的学习和成长。为了督促他们参阅文献,自 20 世纪
40 年代起她就在科里定期举办读书报告会及临床病例讨
论会,各级医生轮流承担,年资低者作文献摘要报告,年资

高者则作专题综述,这样逐步提高大家阅读、综合、发表、讲述的能力。工作时她一向认真严肃,但平时对下级却十分亲切关怀,平易近人,深得同志们爱戴。

陈翠贞教授在她从事医学的数十年中,经常翻阅国内外有关论著和资料,并曾于1947年和1956年分别代表中华儿科学分会参加在美国和在丹麦召开的第五届和第八届国际儿科会议,将自己的所学心得教授于人。另外,她对祖国医学遗产的学习也是十分认真的,医院举办的儿科中医讲座她从未缺席过一次,她还在第八次国际儿科会议上作了中药治疗儿童肠道寄生虫病的经验介绍。

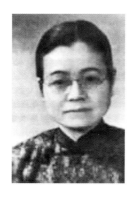

苏祖斐 我国著名的儿科专家和儿童营养学专家。1937年日寇侵华,苏教授放弃去美国进修的机会,留沪组建上海难童医院。三年艰苦工作,救治了无数病童。1940年苏教授创建了我国第一所儿童医院。1978年"文革"之后,苏教授如雪后青松,焕发出青春活力。虽已80岁高龄,仍克服种种困难,建立了我国第一个儿童营养研究室,为我国儿童的健康呕心沥血、鞠躬尽瘁。

苏教授在半个多世纪的医疗、教学和科研中功绩卓著,成绩斐然。她为救治各类儿童疾病不辞辛苦、夜以继日地工作。结核性脑膜炎在早些时候常使中西医束手无策，被视为不治之症。苏教授借鉴国外经验和临床实践，大胆采用链霉素和磺胺合剂联合治疗，不仅在我国首次获得成功，还达到较高的国际水平。新中国成立初期，血吸虫病蔓延半个中国，儿童患病约占三分之一。为响应党和政府"送瘟神"的号召，1954~1955年，苏教授率领百余名儿科系学生到郊区乡村进行血防工作。由于工作成效卓著，她被推举为全国血吸虫病研究会委员。

苏教授也是一名儿童营养学专家。她早年撰写的《儿童营养》一书广受社会欢迎。1978年在苏教授倡导下，正式成立了上海市儿童医院儿童营养研究室。1981年苏教授与世界卫生组织合作，对上海城乡3855名母子做了配对调查，其后接连承担有关母乳喂养的几项大型课题，都一一圆满完成。苏教授从1962年开始进行用鲜鱼蛋白补充小儿营养的研究，其成果在全国儿科学术会议上得到肯定，在国际上也是首创。

苏教授从事儿科临床教学几十年，培养出数千名儿科工作者。她编写了十部儿科和儿童营养的著作，其中1964年出版的《实用儿童营养学》是我国第一部儿童营养专著，是该领域的权威著作。

苏教授不仅是著名的儿科专家，也是一名热心的社会活动家。她历任中华医学会理事、中华医学会上海分会会长、中华医学会儿科学分会副主任委员、第三届全国妇联执委、上海市第一至八届人民代表等多个职务。苏教授一贯热爱工作,在儿科领域辛勤耕耘,硕果累累,受到党和政府的高度评价与嘉奖。

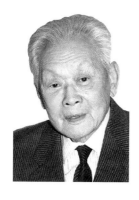

周华康　我国久负盛誉的儿科专家。1948 年新中国成立前夕,他怀着一片赤子之心,毅然从美国回国。周教授热爱儿科事业,重视医疗第一线工作,遇有疑难、危重患者总是亲临第一线反复了解病情,作具体指导。周教授时时想着几亿农村儿童的卫生保健,早在 1952 年就提出农村卫生最重要的工作是预防、保健、卫生教育与卫生组织,并编写《农村儿童卫生常识问答》,普及农村卫生教育。

周教授重视科研工作。20 世纪 50 年代中期婴儿腹泻死亡率很高,在周教授的领导下儿科工作者对其开展研究,阐明其规律,在国内首先提出了简便而有效的补液方案,大大降低了患儿的病死率。50 年代中期周教授向诸福棠院长等提出建议设立儿科研究所,使医疗、教学、科研紧密结合。为此他奔波筹划,培训人员,终于在 1958 年建立中国第一个儿科研究所。他在 60 年代初所作的婴儿腹泻研究在 1978 年全国科学大会上获部级成果奖。

几十年来,周教授通过大量临床实践及实验室工作,发表了很多有价值的论文。他先后主编了两部《儿科学》作为教材。根据 8 年制医科大学教学要求,他主编了中英文儿科学教材,获优秀教材奖。他还编写了《儿科学及护理》,参与编写了《临床水与电解质平衡》,协助原卫生部编写了《新中国预防医学历史经验》等著作。

70 年代以来他注意到围产医学是一门新的重要学科,关系到我国"控制人口数量,提高人口素质"的基本国策。他在全国第二届围产新生儿学术会议上提出了开展新生儿工作的九点建议。他的建议已在《中华儿科杂志》及《新生儿杂志》上发表,成为当前全国新生儿工作的主要方向。

周教授注重国际交往。早在 1947 年他就参加在纽约召开的第五届国际儿科大会。1977 年以来他作为中国儿科代表团团长参加了第十五、十七及十八届国际儿科大会,并在国外电台、报纸上宣传我国儿科成就,开展人民外交活动。

由于周教授对儿科事业强烈的责任心、独到精辟的见解、卓越的组织才能和工作效率以及他与国际儿科界的广泛交往,使他 50 年代即成为中华医学会儿科学分会的领导骨干,直至 80 年代中期,始终参与领导儿科学分会,使学会和《中华儿科杂志》的工作不断取得新的成绩。1981~1989 年他担任《中华儿科杂志》总编辑,发挥全体编委的积极性,严肃认真地修改和处理稿件,提高了杂志的实用价值,为发展我国儿科事业做出了重大贡献。

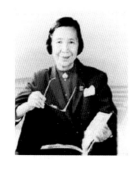

胡亚美　首都医科大学附属北京儿童医院终身名誉院长。1947 年 7 月毕业于北京大学医学院,1994 年,当选为中国工程院院士。

胡亚美教授是著名儿科专家、中国工程院院士,毕业于北京大学医学院。历任北京儿童医院内科主任、副院长、院长、名誉院长。在防治小儿贫血、腹泻病方面多有建树,她带领血液组在治疗小儿白血病、组织细胞增生症 X 等方面取得成绩,达到国际先进水平,与诸福棠教授一起主编的《诸福棠实用儿科学》至今已第 8 版。

胡亚美现为中国工程院院士、中国科协荣誉委员、国务院学位委员会委员、中国国际交流协会理事、中国妇联保卫儿童委员会委员、中华医学会副会长、中华医学会学术委员会主任、中国癌症研究基金会儿童白血病专项基金委员会主任委员、高等医学院校儿科医学专业教材编审委员会副主任委员、国家科委发明评选委员会特邀评审员、《中华儿科杂志》第十二届、第十三届学术指导员会主任委员,《中华医学杂志》《北京医学》《中国医学科学年鉴》及《医学百科全书儿科学分卷》等杂志及书籍的编委,以及中国关心下一代专家委员会委员等四十余个职位、北京市第一届至第九届人大代表、党的"十二大"、"十三大"代表、第七、八、九届中国人大代表、曾获得全国三八红旗手、全国五一劳动奖章及北京市有突出贡献的专家等褒奖。

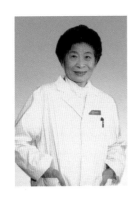

江载芳 1949 年毕业于北京医学院(现北京大学医学部)医疗系。同年分配到首都医科大学附属北京儿童医院从事医疗教学和科研工作至今。

1955~1959 年由国家选派,赴莫斯科大学医学院学习,以优异的成绩获医学副博士学位。

1981~1982 年考取世界卫生组织奖学金赴美国学习。

从医 64 年,一直从事小儿内科医疗、教学和研究工作。历任北京儿童医院内科主任、儿科研究所副所长、所长等职务。江教授学识渊博、医术高超,在小儿内科的多种领域中均具极高的造诣,在专业建设方面有独到见解和洞察力,做了大量开创性的工作,取得了令人仰慕的成就。在国内外的儿科学界享有很高的威望与知名度。

共培养研究生 45 名,其中博士后研究生 1 名,博士

研究生 15 名,硕士研究生 29 名。在国内外杂志发表论文
300 余篇,著作 10 余部。近三十几年来应邀会诊、讲学、学
术会议交流,出访过三十多个国家和地区。多次获得北京
市科委学术成果一等奖、科技进步三等奖、原卫生部科技进
步三等奖。作为三主编之一编写的儿科巨作《实用儿科学》
第六版,获得了原卫生部科技进步一等奖及国家科技进步
二等奖。历任中华儿科学分会委员、常委、副主任委员、主
任委员和《中华儿科杂志》主编,曾任国际儿科学会常务委
员,国际儿科学会执行委员(迄今为止,中国儿科界担任此
职位仅江教授一人)。

自 1998 年至今担任国家脊髓灰质炎消灭证实委员会
成员,为全国五位成员之一。

此外,1998 年作为国际儿科大会的申办人,积极申办
第 22 届和 23 届国际儿科大会,并在中国顺利召开。于
2001 年作为大会主席在北京成功地举办了第 23 届国际儿
科大会,共有代表 4596 人(其中国际 3368 人、国内 1228 人)
来自 105 个国家和地区。大会取得一致好评。

因其高尚的品格和杰出的业绩,党和国家给授予江教
授很高的荣誉,1952 年被评为北京市一等模范工作者、20
世纪 80 年代被评为北京市及全国三八红旗手、首都五一劳
动奖章获得者、北京市有突出贡献专家、国务院特殊津贴获
得者、被东南亚儿科学会授予"杰出儿科医生"荣誉、中国
诸福棠奖、亚洲突出贡献医师奖、国际儿科学会"道格瑞玛

奇"奖、首届中国医师学会呼吸医师终身成就奖、首都医科大学"吴阶平桃李奖"、《中华儿科杂志》编辑委员会"特别贡献奖"。2012年北京儿童医院授予其突出贡献奖,另外江教授还曾十余次荣获北京市、北京市卫生局、医院优秀共产党员光荣称号。

主要荣誉:1953年,获北京市壹等模范工作者;1987年,获首都五一劳动奖章;1988年,获全国三八红旗手;1988年,获北京市突出贡献专家;1993年,B族流感嗜血杆菌在我国小儿严重感染性疾病病原中的地位获原卫生部科技进步三等奖;1996年,获国家科技进步二等奖;1996年,获原卫生部科技进步一等奖;1998年,出版《中华儿科临床手册》(山东科技出版社);1992~2000年,国家选定的首批(当时全国儿科唯一)国务院学衔委员会委员,主要从事全国博士点和博士生导师资格评定工作,共8年;2001年,获国际道格拉玛奇奖;2002年,制备黏膜免疫的B组链球菌荚膜多糖结合物疫苗的研究获北京市科技进步二等奖;2002年,获亚洲突出贡献医师奖;曾多次荣获北京市科技进步一、二、三等奖及2002年亚洲杰出儿科医师奖;2005年,B组链球菌感染分子流行病学及荚膜多糖结合多糖蛋白疫苗制备研究获中华医学科技奖二等奖;先后16次荣获北京市、北京卫生局、北京儿童医院优秀共产党员称号(1985~2013年);1998年至今,国家小儿麻痹消灭证实委员会五成员之一;原国家新闻出版署一等奖。

学会任职：1977~1982年任中华医学会儿科学分会委员；1982~1989年任中华医学会儿科学分会秘书；1982~1985年任中华儿科学分会常务委员；1985~1989年任中华儿科学分会副主任委员；1989~1998年（两届）任中华儿科学分会主任委员；1998~2001年任中华儿科学分会名誉主任委员；《中华儿科杂志》总编辑；1992年2月~2001年9月任国际儿科学会常务委员会常委；1998年8月~2001年9月任国际儿科学会执行委员会执委（迄今中国内地唯一）；在国内外发表论文共300余篇。

主要著作：1981年任《小儿结核性脑膜炎》主编；1998年任《中华儿科临床手册》主编；2002年任《诸福棠实用儿科学》主编（第5、6、7版）；2006年任《实用小儿结核病学》主编；2010年任《实用小儿呼吸病学》主编；2015年任《诸福棠实用儿科学》主编（第1版，第一主编）。主要研究方向为儿童呼吸道疾病和结核病的发病机制和治疗。

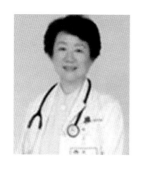

何晓琥　1959年毕业于北京医学院（现北京大学医学部）医疗系，同年分配到北京儿童医院从事医疗教学和科研工作。

20世纪80年代初，何教授以优异的成绩通过了世界卫生组织的

严格考试和美国密执安英语考试,赴美国贝勒医学院附属
德克萨斯儿童医院风湿科学习,在著名的儿科风湿病先驱
厄尔·布鲁尔教授指导下进行风湿免疫学的博士后研究。
在做博士后学习三年期间,她进行了大量有关儿童风湿性
疾病的科研与临床工作,取得了优异的成绩。学成回国后,
她开创了治疗中国儿童风湿免疫疾病的先河,于 1985 年在
北京儿童医院成立了全国第一家儿童结缔组织病研究室,
随后又开设了专业门诊和病房,将国际上儿童风湿病科学
的分类方法和先进的治疗观念应用于中国儿童风湿病的研
究,大大降低了病儿的致残率和病死率,受到病患儿童及家
长的普遍认可和广泛赞誉。

何晓琥教授遵循着科研与临床相结合的道路,带领大
家对各种小儿风湿疾病的发病机制从细胞学,蛋白质和分
子水平进行了深入的研究。研究课题有《抗神经节甙抗体
和抗磷脂抗体在狼疮性脑病发病中的作用》、《儿童系统性
红斑狼疮与 HLA-A,B,DR 等位基因及单倍型相关性研究》
等。曾数次获北京市科技进步三等奖及 2006 年亚洲杰出
儿科医师奖。共在国内外发表论文共 60 余篇。主编了《医
家金鉴 - 儿科学卷》、《育儿百科 - 新编》,还参加《实用儿科
学》第 5、6、7 版、《现代儿科学》、《临床儿科学》、《风湿病学》
等有关儿童风湿病章节的编写。

同时何教授十分注重学术会议交流,于 1991、1993 年
连续举办两届中美儿童风湿病学术研讨会,同时又主持成

立了全国儿童风湿病协作组织,作为成员加入了国际小儿风湿病协作网,参与了国际间协作的课题研究,曾多次参加国际会议并作报告,与国际风湿病学界互通信息,加强国际合作。

何教授还担任了亚洲风湿病学会儿科常委、历任中华医学会风湿病学分会常务委员、国际抗风湿病联盟学会儿科常委兼特别专家组(Taskforce Group)成员、日本现代风湿病杂志编委、国际儿童风湿病在线杂志(Pediatric Rheumatology Online Journal, PROJ)编委、中华风湿病杂志编委、亚太风湿病杂志编委。任职期间,何教授积极扶持儿科医学各亚专业的发展,大力促进中外交流合作,提高各亚专业的学术及临床水平。

何晓琥教授2017年6月28日于北京逝世,享年80岁。何晓琥教授是中国儿童风湿免疫学的奠基人。